AF459472

ÉTUDES

SUR LES CAUSES

DE LA MÉLANCOLIE

CORBEIL. — TYP. ET STÉR. DE CRÉTÉ.

ÉTUDES

SUR LES CAUSES

DE LA MÉLANCOLIE

MÉMOIRE

PRÉSENTÉ A L'INSTITUT DE FRANCE (ACADÉMIE DES SCIENCES)

ET A L'ACADÉMIE IMPÉRIALE DE MÉDECINE,

PAR

A. CORLIEU

Docteur en médecine,

Membre de la Société de médecine pratique de Paris,

Médaille d'argent de l'Académie impériale de médecine.

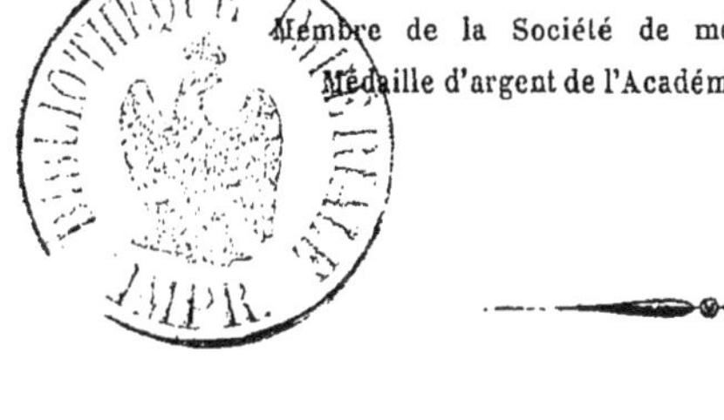

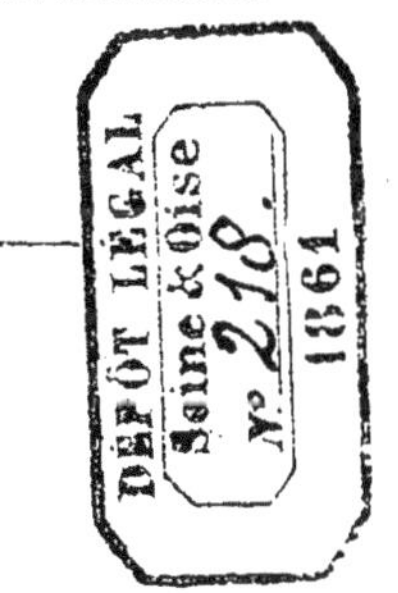

PARIS

J. B. BAILLIÈRE ET FILS,

LIBRAIRES DE L'ACADÉMIE IMPÉRIALE DE MÉDECINE,

Rue Hautefeuille, 19.

LONDRES,	NEW-YORK,
HIPP. BAILLIÈRE, 219, REGENT-STREET.	BAILLIÈRE BROTHERS, 440, BROADWAY.

MADRID, C. BAILLY-BAILLIÈRE, CALLE DEL PRINCIPE, 11.

1861

A MON ANCIEN MAITRE

M. LE DOCTEUR PH. RICORD

MEMBRE DE L'ACADÉMIE IMPÉRIALE DE MÉDECINE

CHIRURGIEN HONORAIRE DE L'HOPITAL DU MIDI

COMMANDEUR DE LA LÉGION D'HONNEUR, ETC., ETC.

A. CORLIEU.

AVANT-PROPOS

Avant d'entrer en matière et de définir la mélancolie, il nous semble à propos de jeter un coup d'œil en arrière, depuis les temps les plus reculés jusqu'à nos jours. Lorsque nous aurons résumé succinctement les opinions des anciens sur cette affection, nous verrons les diverses modifications qu'a subies ce mot et le sens qu'on lui donne aujourd'hui. Nous examinerons successivement les causes, la nature, les variétés de la maladie qui fait le sujet de ce mémoire; puis nous indiquerons le traitement qui nous paraîtra à la fois le plus sûr et le plus rationnel.

Ces différentes questions feront l'objet d'un second mémoire.

On éprouve d'abord un certain embarras quand on veut trouver dans Hippocrate ou dans les livres hippocratiques quelques notions précises sur la mélancolie. Dans le livre des *Humeurs*, dans le livre

De la nature de l'homme, Hippocrate (1) distingue, dans le sang, quatre parties différentes qui sont la pituite, la bile, le sang proprement dit et la mélancolie.

La mélancolie, ainsi que l'indique son étymologie (μέλαινα χολή, bile noire), semblerait au premier abord être ce qu'on appelle *l'atrabile*. D'après les idées émises çà et là dans les livres hippocratiques, la mélancolie serait une humeur simple et naturelle, sécrétée par la rate, tandis que pour les successeurs d'Hippocrate l'atrabile serait une humeur corrompue provenant d'une pituite âcre et putride, humeur qui attaquerait le cerveau, enflammerait l'hypochondre, corroderait les intestins et conduirait à une terminaison fatale.

Après Hippocrate, Praxagore, Chrisippe, Philotimus, Érasistrate, Celse lui-même ont à peine parlé du suc mélancolique. Rufus d'Éphèse, au dire de Galien, est entré dans d'assez longs détails à ce sujet.

Galien (131 ap. J. C.) a exposé d'une manière claire et précise les opinions des anciens et la sienne, résultat de ses propres observations (2). Mais, avant lui, Arétée (81, ap. J. C.) avait considéré la mélancolie comme une maladie *sui generis* et tout à fait distincte

(1) *Œuvres complètes*, trad. E. Littré, Paris, 1849, t. V, p. 39.

(2) *Œuvres médicales*, trad. par Ch. Daremberg, Paris, 1856, t. II, p. 564.

de l'atrabile. Tout à la fois humoriste et spiritualiste, il vit dans cette maladie un trouble des esprits, consécutif à celui des humeurs. Ces souffles empoisonnés, selon lui, se portaient au cerveau, troublaient les organes du mouvement et du sentiment et engendraient ainsi le dégoût des choses et la haine des personnes. Aussi à cause de ce prétendu souffle, appelle-t-il les mélancoliques φυσώδεες, venteux. Toutefois Arétée n'est pas toujours dans le vrai quand il dit que les mélancoliques ont le visage sombre ou vert foncé.

Aetius (543 ap. J. C.) ne considère point la mélancolie comme un suc naturel, mais comme une cause de délire. Il croit que cette humeur est formée dans le sang d'où elle sort pour se porter au cerveau où elle s'attache, ou bien dans les hypochondres, ou bien dans le diaphragme et alors elle agite, tourmente les malades, trouble leurs sensations, amène des visions et des terreurs. Pour lui, cette humeur serait la source de la démence.

Alexandre de Tralles (560 ap. J. C.) alla plus loin que ses devanciers. Depuis Galien on avait étudié le suc mélancolique indépendamment de la mélancolie proprement dite, Alexandre étudia la mélancolie indépendamment du suc mélancolique. Quel que soit le trouble, léger ou grave, qu'on observe dans le corps, dit-il, notre gaîté se change en tristesse, donc nous avons en nous le germe de la mélancolie.

Pour les anciens le suc mélancolique est la source de presque tous nos maux d'estomac, d'intestin, de foie, de rate. Malgré cette divergence d'opinions, remarquons qu'il y a accord unanime à rechercher le point de départ du mal hors du cerveau. On croyait que de ces différents organes s'exhalait une vapeur qui se rendait au cerveau qu'elle troublait, d'où le nom de *vapeurs* qu'on donne encore communément aujourd'hui à certaines maladies nerveuses.

Telle était en quelques mots la doctrine qui régnait dans la science à la fin du moyen âge, doctrine qu'acceptèrent les médecins arabes et chez nous, Fernel et Duret (1486-1527).

Sennert (1618) ne considère plus la mélancolie comme une humeur, mais comme une maladie véritable. Il lui reconnaît plusieurs causes et entre autres les lésions des organes importants placés dans les hypochondres, la rate, le foie, l'estomac les intestins, l'utérus. Il étudie ensuite l'influence des saisons, des passions, etc.

Toutefois on remarquera que les anciens ont regardé la rate comme le principal organe générateur de la mélancolie. Cette opinion a eu, pendant un certain temps, cours dans la science, et les Anglais appellent encore du nom de cet organe, *spleen* (rate), l'ennui, maladie si fréquente dans leur pays.

Sydenham pensait que la mélancolie n'était produite par aucune cause mécanique, mais par un désordre, par une ataxie des esprits, qui, *placés sur les confins de la matière*, établissent un commerce plus intime entre l'âme et le corps. Mais comment expliquera-t-il l'apparition de la mélancolie à la suite d'une suppression d'hémorrhoïdes, à la suite de fièvres tierces ou quartes, de saignées négligées? On admit alors deux ordres de causes :

1° Vice des solides,
2° Vice des fluides.

Lorry réunit ces deux causes pour en former une troisième qui, selon lui, serait la cause la plus fréquente de la mélancolie.

Voilà beaucoup de chemin parcouru. Nous sommes arrivés à la fin du dix-huitième siècle et nous pouvons dire que tout est encore bien obscur. Dans les différentes théories admises par les auteurs, nous voyons tour à tour humoristes, solidistes, spiritualistes apporter leurs diverses opinions dans la question qui nous occupe et chercher à se renverser les uns les autres. Il faut enfin arriver à Pinel, à Esquirol, à Fodéré, c'est-à-dire à l'École moderne, pour débarrasser la mélancolie des idées spéculatives de nos devanciers et la sortir des errements de l'ancienne médecine.

DES

CAUSES DE LA LYPÉMANIE

OU

FOLIE MÉLANCOLIQUE

La folie mélancolique est connue depuis longtemps.

Arétée (81 ans après Jésus-Christ) la définit : « une souffrance de l'esprit attaché à une idée fixe, avec absence de fièvre. »

Pour Boerhaave, c'est une maladie caractérisée par un délire continu et permanent sans fièvre, dans laquelle l'esprit ne s'attache presque qu'à un seul et même objet.

Lorry (1) donne une définition plus détaillée et moins claire. Toutefois, ni Boerhaave, ni Lorry ne parlent de la *tristesse,* compagne tellement inséparable de la mélancolie qu'aujourd'hui le monde, juge incompétent, il est vrai, prend souvent l'une pour l'autre.

D'après Esquirol (2), cette maladie, qu'il a appelée le premier *lypémanie* (λύπη, chagrin, μανία,

(1) *De melancholiâ*, t. I, p. 2.

(2) *Des maladies mentales*. Paris, 1838, t. I, p. 11.

folie), consiste dans un trouble des facultés intellectuelles, existant à l'état chronique, sans fièvre, et dans laquelle le délire s'étend à un objet ou à un petit nombre d'objets, avec prédominance d'une passion triste et dépressive.

Pinel définit la mélancolie : « un désir exclusif avec abattement, morosité, penchant au désespoir. »

Pour nous, nous définirons cette maladie : *une névrose de l'encéphale, consistant dans une aberration partielle des facultés intellectuelles, sans fièvre, caractérisée par des idées tristes.*

C'est sans contredit une des maladies morales les plus fréquentes qui affligent l'espèce humaine, et ce qu'il y a de plus terrible dans cette affection, c'est qu'elle voyage avec nous, s'assied à nos côtés, veille à notre chevet, nous accompagne partout, à la ville, à la campagne, trouble nos relations et empoisonne notre existence.

La mélancolie, à moins d'être arrivée à un degré fort avancé, ne se manifeste guère à l'extérieur, et bien des gens que nous coudoyons dans le monde, qui viennent s'asseoir à notre table, ont les premiers germes de la mélancolie. Quelquefois aimable, causeur, spirituel, le mélancolique discute, raisonne avec justesse, avec précision, avec éloquence. Il s'occupera de travaux sérieux, de musique, de peinture, de politique ;

mais que la conversation se ralentisse, qu'il ne soit pas vivement occupé, qu'il se retrouve seul avec lui-même, l'esprit change, et son imagination, entraînée par une pensée toujours la même, lui peint tout sous les couleurs les plus sombres et le ramène à ses tristes idées qu'il caresse presque avec délices. Dès lors, il vous entretiendra de ce qui le préoccupe sans relâche, il vous le dira avec une certaine recherche d'expressions. Son esprit s'y attache si misérablement qu'il ne vous fera grâce d'aucun détail, vous fatiguera de ses récits. Ses idées s'enchaînent; elles ont un point de départ, une cause *réelle* à la vérité, mais tellement légère que le mélancolique seul souvent la percevra. Extrême en tout, dans la joie comme dans la tristesse, son imagination est trop impressionnable, son jugement est conservé, mais il est sur la pente de l'erreur. Les sottises qu'on lui fait, il les sent vivement, il en garde le souvenir, il se laissera assez volontiers aller à la vengeance.

A un degré plus avancé, le mélancolique devient sombre, taciturne; le découragement s'empare de lui, il craint tout; son idée dominante ne le quitte plus; elle le presse, elle le poursuit, elle l'obsède, elle l'agite, le jette le plus souvent dans l'abattement, quelquefois dans la fureur. Alors la mélancolie prend différents aspects, selon la cause qui l'a produite, selon le malheureux qui en est la victime.

Nous diviserons, avec M. Michéa, la lypémanie en deux genres :

A. Lypémanie *sans* erreur de jugement, *avec* conscience du trouble affectif. Elle se subdivise en :

1° Mélancolie suicide, que j'appellerai *autophonomanie* (1) ;

2° Érotique, Érotomanie ;

3° Panophobie ;

4° Nostalgie.

B. Lypémanie *avec* erreur de jugement, *sans* connaissance du délire. Elle se subdivise en :

1° Nosomanie ou hypochondrie ;

2° Lypémanie de persécution ou misanthropie ;

3° Lypémanie de procès, que j'appellerai *Dicémanie* (2) ;

4° Démonomanie ;

5° Lypémanie de pauvreté, que j'appellerai *pénémanie* (3).

Si l'étiologie ou l'appréciation des causes d'une maladie est nécessaire en médecine, c'est, sans contredit, dans les maladies mentales ; et, parmi

(1) Αὐτοφόνος, suicide, — μανία, folie. — Manie de suicide.
(2) Δίκη, procès, — μανία, folie. — Manie de procès.
(3) Πένης, pauvre, — πενία, pauvreté. — Manie de pauvreté.
Quoique peu partisan du néologisme, je propose ces trois mots qui rendent la pensée plus brièvement et plus complétement que les circonlocutions usitées jusqu'à ce jour dans la science.

celles-ci, c'est dans la mélancolie, une de celles qu'on observe le plus communément dans la pratique. Aussi, est-ce avec raison que Fernel (1) a si bien expliqué l'aphorisme connu d'Hippocrate : « Les causes sont si étroitement liées aux maladies qu'il est impossible que celles-ci disparaissent quand celles-là subsistent. »

I

CAUSES PRÉDISPOSANTES.

Age. — Si à chaque âge de la vie, dit M. Michel Lévy (2), correspond une forme de santé, une manière d'être générale, il faut aussi admettre qu'à chaque âge correspond telle ou telle prédisposition morbide. A l'enfant dont le corps s'accroît, dont l'intelligence se développe, les affections phlegmasiques, la bronchite, la pneumonie, l'entérite , la méningite inflammatoire ou tuberculeuse. On ne naît pas mélancolique et l'enfant n'a nul souci de la vie ; il ne voit que le présent, ne songe pas à l'avenir. La tristesse est inconnue aux enfants. Esquirol et Georget n'ont pas observé la mélancolie avant l'âge de la puberté.

Sur 3409 cas de folie, tant en France qu'en An-

(1) *De abditis rerum causis.*

(2) *Traité d'hygiène publique et privée.* Paris, 1857, t. I.

gleterre, Georget (1) a trouvé les rapports suivants :

De 10 à 20 ans,	356
De 20 à 30	106
De 30 à 40	1406
De 40 à 50	861
De 50 à 60	461
De 60 à 70	174
De 70 au delà	35

Le littérateur Champfort, qui mourut si misérablement, n'a-t-il pas dit que tout homme qui, à quarante ans, n'est pas misanthrope, n'a jamais aimé personne. Laissons de côté l'exagération de Champfort et notons le fait.

Sexe. — Le sexe n'est pas sans influence sur le développement de la mélancolie. La femme est plus impressionnable que l'homme; le système nerveux est chez elle plus développé ; elle éprouve plus fortement, mais ses impressions sont plus fugaces, moins profondes. Si la femme est exposée à la mélancolie, c'est plutôt à la mélancolie sympathique, à celle qui dépend d'un grand trouble des fonctions de la vie, de celles qui lui sont particulièrement dévolues, la menstruation, la lactation. Nous nous en occuperons plus loin. On comprendra dès lors que la mélancolie soit plus fréquente chez la femme que chez l'homme (deux

(1) *Dictionnaire de médecine* en 30 vol., art. *Folie*.

fois, Esquirol). En Angleterre, elle est également plus fréquente chez la femme, mais pas dans cette proportion.

Hérédité. — A côté du sexe, nous devons placer l'hérédité. Au physique et au moral, les enfants tiennent souvent de leurs parents. Dans un ouvrage, riche en faits, où les preuves abondent, le docteur P. Lucas (1) a démontré jusqu'à quel point ce principe est vrai. C'est une sorte de patrimoine organique dont on est rarement déshérité. L'intelligence du fils est souvent le reflet de celle du père, avec ses qualités ou ses imperfections, que modifient l'éducation, le genre de vie, les relations journalières, le contact du monde. Si l'enfant reçoit avec le jour les avantages intellectuels de ses parents, il reçoit aussi le germe de leurs maladies. Ainsi physionomie, formes du corps, taille, couleur, caractère, avec ses aptitudes particulières, ses goûts, ses répulsions, tout s'hérite et souvent deux ou trois générations présentent ces types qui sont, pour ainsi dire, des cachets de famille. Les affections nerveuses sont au premier rang parmi celles qui se transmettent. C'est ce que prouvent les relevés faits par Esquirol, Desportes, dans les

(1) *Traité philosophique et physiologique de l'hérédité naturelle*. Paris, 1847-1850.

différentes maisons de Bicêtre, de la Salpêtrière, de Rouen et de Bordeaux.

Tempérament. — Y a-t-il un tempérament qui prédispose à la mélancolie, en d'autres termes, y a-t-il un tempérament mélancolique ?

Cette question, autorisée par d'autres temps et d'autres idées, ne peut se poser aujourd'hui. Quand on admettait, avec Hippocrate (1), l'atrabile et tous ses effets délétères, toutes ses influences sur le cerveau et les centres nerveux ; quand, avec ses successeurs, on acceptait toutes les théories humorales, on a bien pu, prenant à la lettre le mot mélancolie, croire qu'une humeur noire était la cause première de tous les symptômes morbides caractéristiques de cette affection purement nerveuse, et confondre alors le tempérament bilieux avec ce qu'on a appelé le tempérament mélancolique. Mais les théories humorales, qui en médecine ont, comme toutes choses, leur moment de faveur, s'écroulèrent et furent remplacées par des théories solidistes. Dès lors, la question de tempérament mélancolique se trouva de plus en plus battue en brèche et aujourd'hui cette opinion ne compte plus que de rares partisans.

Résumant les ingénieux travaux de Royer-Collard, de Réveillé-Parise, nous pourrions à la

(1) *Œuvres complètes*, trad. Littré, t. V, p. 8 ; t. III, p. 113.

rigueur nous expliquer ce qu'on a entendu par tempérament mélancolique, en admettant, avec M. Michel Lévy, que « si le foie cesse d'extraire « du sang les matériaux de la bile en quantité pro- « portionnelle aux besoins de l'organisme, il en « résultera dans le sang une exubérance d'élé- « ments hydrogénés et carbonés, de matières « grasses, colorantes, etc., que la sécrétion biliaire « a pour objet d'éliminer ; de là des phénomènes « généraux qui feront croire à l'existence du tem- « pérament bilieux... Ces phénomènes peuvent « avoir pour cause une lésion étrangère au foie et « au fluide qu'il sécrète ; car les matières élimi- « nées par ce viscère le sont aussi par les reins, « par la peau, par les poumons, sous forme d'a- « cide carbonique et d'eau... Que ce travail d'éli- « mination soit entravé, on verra surabonder dans « le sang l'hydrogène et le carbone, et comme le « dit Royer-Collard, par la prédominance du « sang veineux sur l'artériel, par le ralentissement « de la circulation veineuse abdominale, par l'é- « tat congestionnel de tout l'appareil où s'accom- « plit cette circulation, on verra se développer les « conditions assignées au prétendu tempérament « bilieux, et, plus récemment, avec une ingénieuse « sagacité, au tempérament mélancolique des an- « ciens (1). »

(1) Michel Lévy, *Hygiène*, 3e édition. Paris, 1857, t. Ier, p. 65.

Le tempérament nerveux semble aussi prédisposer à la mélancolie par la grande activité des fonctions cérébrales ; toutefois, nous pensons que le tempérament composé des deux précédents, le bilioso-nerveux, est celui où l'on rencontre le plus souvent la lypémanie. Cette opinion, du reste, est admise par Marc (1).

La délicatesse excessive de ce tempérament, l'extrême impressionnabilité des personnes nerveuses, l'état d'exaltation continuelle dans lequel elles se trouvent, finit tôt ou tard par rompre l'harmonie des fonctions cérébrales, et pour peu que des chagrins viennent donner le moindre choc à l'organisme, tout est perdu ; le présent et l'avenir prennent des couleurs sombres ; et le premier pas vers la lypémanie est franchi. On marche plus ou moins vite, selon la force des impressions, à moins que des motifs sérieux, que des maladies intercurrentes ne parviennent à détourner l'attention et la préoccupation des malades.

Genre de vie. — Il est évident pour nous que tous ces motifs, quelque puissants qu'ils soient, ne suffiraient pas par eux-mêmes pour amener la mélancolie. Il faut le concours d'autres causes. Cependant, nous croyons pouvoir dire *à priori* que

(1) *De la folie considérée dans ses rapports avec les questions médico-judiciaires.* Paris, 1840.

ceux qui, après une vie très-occupée, mènent une vie oisive, restent dans le désœuvrement, qui sont privés du soleil et de la liberté, qui sont retenus loin du sol natal, sur la terre étrangère, sans amis, sans parents, sans affections, que ceux-là ont en eux le germe de la mélancolie.

Il en est à peu près de même de ceux qui se trouvent dans l'impossibilité de se livrer à certains actes habituels; dont certains organes sont privés de l'exercice de leurs fonctions. Cependant, nous ne dirons pas que c'est au trop grand exercice ou à la trop grande privation de la fonction génitale qu'on doit attribuer la fréquence des maladies mentales chez les célibataires, car, d'après J. P. Falret (1), les deux tiers des suicides appartiennent à cette dernière classe; selon Georget, pour les aliénés, la proportion est à peu près la même. Donc le célibat prédispose à la folie. Mais si le mariage permet l'exercice libre et modéré des fonctions génitales, il a un autre avantage non moins grand, c'est qu'il moralise l'homme, qu'il l'attache à la vie par la famille, qui en est le but, et que souvent il l'arrête sur le bord de l'abîme quand ses passions vont l'y précipiter.

Il est encore une remarque bien curieuse relativement à la civilisation. On serait tout d'abord tenté de croire que la culture de l'esprit diminue

(1) *Du suicide et de l'hypochondrie.* Paris, 1822.

le nombre des fous. La statistique, ainsi que l'a démontré Esquirol (1), vient démentir cette opinion et prouve tout le contraire. Il résulte de ses recherches que New-York, Londres et Paris, centres de la civilisation moderne, sont les villes qui contiennent le plus d'aliénés. Pour nous, nous pensons que cette fréquence tient aux passions qui sont plus vives, plus excitées dans les villes qu'à la campagne. Casper et Pinel ont fait voir que les causes morales amènent plus de cas de folie que les causes physiques. L'intelligence s'use plus vite dans les grandes cités, parce qu'elle est plus active, plus vivace ; parce que les passions sont plus fortes, les sensations plus variées, le système nerveux plus irrité. Joignons à cela les grands mouvements politiques, les ambitions froissées, les espérances déçues, les fortunes englouties dans des spéculations malheureuses, la richesse faisant vite place à la misère, et nous verrons que ces causes morales sont pour beaucoup dans la production de la folie dans les villes.

On observe aussi la lypémanie à la campagne, il est vrai ; mais là elle dépend le plus souvent soit d'hérédité, soit de causes physiques. Cela se comprend quand on songe à la vie calme des campagnards, à leur sang tranquille, à leur imagination peu active.

(1) *Ann. d'hyg. publique et de méd. lég.* 1830, t. IV, p. 332.

Ces considérations, qui rentrent dans l'étude des causes morales, nous mènent à une bien triste et bien désolante conséquence, c'est que le progrès intellectuel augmente le nombre des aliénés. Notons encore que le genre de folie se ressent souvent de l'esprit du siècle où elle se manifeste. Au moyen âge c'était la folie religieuse, l'érotomanie à la suite d'amour incompris, de récits d'histoires de chevalerie ; aujourd'hui c'est la lypémanie avec toutes ses formes, la crainte de la misère (pénémanie), des procès (dicémanie), c'est le dégoût de la vie, avant-coureur du suicide. Aussi n'est-ce point sans une pénible émotion qu'on apprendra que, d'après les curieuses recherches statistiques de M. Brierre de Boismont (1), le nombre des suicides a augmenté d'un tiers en dix ans. L'augmentation est à peu près la même en Prusse, en Russie, en Angleterre, en Suisse.

Professions. — Les professions ne sont pas sans influence sur la production de la mélancolie et principalement les professions intellectuelles. Le cerveau comme tous les organes a besoin d'exercice, mais d'un exercice modéré, alternant avec de la distraction. Sans distraction, toutes les autres fonctions languissent, les digestions devien-

(1) *Du suicide et de la folie suicide.* Paris, 1857.

nent lentes, pénibles, douloureuses et amènent secondairement une hypérhémie cérébrale, ou des névroses ; les matières fécales séjournent longtemps dans l'intestin, les urines dans la vessie : le défaut d'exercice corporel fait persister cet état et à la suite de constipation, de la position assise longtemps conservée, le sang circule moins facilement, il survient une stase dans les vaisseaux abdominaux et cérébraux.

Dans ses recherches sur l'hypochondrie, maladie qui est une des variétés de la mélancolie, M. Michéa a remarqué que sur 48 malades, 31 avaient des professions où l'intelligence est mise en jeu. Ainsi, avocats, littérateurs, médecins, professeurs, mécaniciens, artistes, industriels constituent la classe où la lypémanie recrute ses victimes.

Les préoccupations continuelles de l'intelligence, les contentions d'esprit, le travail du jour, l'incertitude du lendemain, les froissements continuels de l'amour-propre, la crainte de la misère, etc., toutes ces causes sont très-puissantes dans la production de la lypémanie. Les exemples sont nombreux et aux observations cliniques citées par M. Michéa, on pourrait en ajouter beaucoup d'autres.

Ce fait a tellement frappé les philosophes de tous les temps, qu'Aristote lui-même a dit que *presque tous les hommes de génie sont mélancoliques.* La fable de Prométhée, dont le foie sans cesse renaissant est dévoré par un vautour, parce qu'il avait dérobé le feu du ciel, est l'emblème des souffrances éternelles qu'éprouve l'homme de génie, surtout s'il est méconnu. L'histoire en fournit bien des preuves.

« Il y a dans les nerfs d'un homme de génie, « dit Réveillé-Parise, quel qu'il soit, savant, ar- « tiste, poëte ou mathématicien, quelque chose « qui le pousse à l'exagération ou de sentiment « ou d'idées, ou d'action. » Et c'est précisément cette exquise sensibilité qui se concentre sur un point de l'organisme et qui produit sur les pensées ce que le microscope produit sur les objets ; elle les grandit, les augmente ; l'esprit s'identifie avec l'objet qu'il chérit, qu'il couve de tout son amour d'artiste, d'écrivain, de savant, toile qui parle, marbre qui respire, chose qu'il vivifie, à laquelle il prête tout, corps et âme. Ces hommes ne vivent qu'à demi de notre vie matérielle. Leur cerveau sollicité continuellement est dans un état de surexcitation perpétuelle, qui de la susceptibilité nerveuse *intellectuelle* les pousse à la susceptibilité nerveuse *morbide.* Alors dans leur esprit, tout s'exagère, le bien comme le mal : et dès que l'aiguillon a piqué leur épiderme trop sensible, ils s'irritent, s'enflamment et le pas qui sépare le génie de la folie est franchi, la cheville de Montaigne a accompli son demi-tour (1).

Il serait trop long de faire ici le martyrologe des victimes du génie ou du talent, de rappeler à côté de ceux qui ont perdu la raison, ceux qui ont poussé les idées mélancoliques jusqu'au suicide que nous pourrions appeler *mélancolie aiguë.* On sait le nom des Gros, des Gilbert, des Swift, des Beethoven, des Pascal, des Priestley, des Swammerdam, des Bordeu, des Zimmermann, etc.

Qui eût cru que l'auteur de la *Solitude*, ouvrage admirable où respire un charme étonnant, tout plein d'une douce et suave poésie, d'excellents conseils contre la mélancolie, que Zimmermann serait mort mélancolique? C'est que, comme homme et comme savant, son cœur avait eu beaucoup à souffrir, c'est qu'il avait été méconnu, attaqué par un parti implacable. Nul mieux que lui ne pouvait écrire sur ce sujet délicat, car il écrivait ses propres souffrances. Qu'on nous permette de citer ici quelques lignes de X. Marmier, dans son introduction à la *Solitude*. « L'une des plus « pénibles situations que l'on puisse imaginer dans « ce monde, est celle qui condamne un homme « à vivre dans une sphère qui n'est pas la sienne,

(1) Napoléon Ier disait qu'entre un homme de génie et un fou il n'y avait pas l'épaisseur d'une pièce de six liards.

« à remplir chaque jour des obligations factices « pour lesquelles il ne ressent qu'un insuppor- « table mépris, à se voir enfin surpris dans sa « force et son ardeur, et enveloppé, comme Gul- « liver, du réseau des Lilliputiens. En d'autres « termes, là où il n'y a pas pour les hommes d'un « esprit distingué, sympathie de cœur, libre « élan de la pensée, attraction et confiance, il y a « froissement, et si ce froissement se renouvelle « chaque jour, à chaque heure, il est facile d'en « comprendre les désastreuses conséquences [1]. »

Ces conséquences, nous les avons dites.

C'est ainsi qu'avait débuté Zimmermann ; la fin malheureuse répondit au commencement.

Climats. — Saisons. — Nous ne devons pas passer sous silence l'influence du climat et des saisons, influence bien secondaire, il est vrai, mais que nous devons constater. Les statistiques établissent l'ordre suivant pour la fréquence du développement des affections mentales : Est, Nord, Centre, Ouest, Sud. Le rang qu'occupe la région méridionale surprendra, quand on verra que la zone torride est celle où se développent le plus habituellement certaines névroses, et que parmi celles-ci l'hystérie et l'hypochondrie occupent la première place. Enfin elles démontrent que c'est

(1) X. Marmier, Int. à la *Solitude*, XI, XII.

pendant la première moitié de l'année, de janvier à juillet, que ces affections apparaissent le plus fréquemment. On sait que les temps de brouillards, les temps humides prédisposent à la tristesse. Le spleen des Anglais ne trouverait-il pas une de ses causes dans les brouillards de la Grande-Bretagne?

Nous ne faisons qu'indiquer ces causes, afin d'être complet, car nous n'y attachons qu'une importance bien secondaire.

II

CAUSES DÉTERMINANTES.

Nous venons de passer en revue les causes prédisposantes de la lypémanie. Nous avons démontré la part active qu'elles prennent dans le développement de cette misérable maladie qui retranche, pour ainsi dire, l'homme de la société de ses semblables. Nous avons fait voir l'influence des conditions d'âge, de tempérament, d'hérédité, de genre de vie. Nous allons indiquer l'effet des causes morales, qui sont celles qui déterminent le plus la lypémanie. Les deux tiers des mélancoliques n'en reconnaissent pas d'autres.

Les causes déterminantes sont *morales* ou *physiques*.

A. Morales. — L'âme est le principe immatériel qui *sent, pense* et *veut*.

Elle se révèle à nous par trois grandes facultés qui sont : la sensibilité, l'intelligence et la volonté.

Ces facultés peuvent être troublées dans leur exercice : c'est à ces troubles, à ces souffrances de l'âme que l'on donne le nom de *passions*.

Les passions exagérées ou souffrances exagérées de l'âme sont des maladies. L'âme a donc ses maladies comme le corps.

L'âme peut être péniblement affectée dans ses sentiments, dans ses pensées, dans ses volontés, et la conscience, faussée par le raisonnement, peut ne pas toujours l'avertir du trouble qui existe dans l'exercice de cette triple fonction. Dès lors, nous ne sommes plus chez nous, comme dirait Montaigne ; nous sommes en deçà ou au delà de la vérité : et ces impressions pénibles se manifestent par des sensations, des pensées, des volontés extravagantes.

Nihil est in intellectu quod non priùs fuerit in sensu, a dit l'école rationaliste ; c'est effectivement la marche que suivent les désordres du principe immatériel que nous appelons l'âme.

En effet si ces sensations sont régulières ou perverties, l'intelligence peut les percevoir telles que la sensibilité les lui transmet. L'intelligence les recevant régulières ou perverties, la volonté s'exerce alors sur des pensées exactes ou fausses selon que le point de départ est vrai ou faux. La volonté alors peut être pervertie ; c'est-à-dire qu'une fois la volonté pervertie, l'homme n'est plus maître de ses actes, comme tout à l'heure il n'était pas maître de ses pensées, comme auparavant il ne l'était pas de ses sensations. L'homme, dès qu'il n'est plus maître de ses actes, est arrivé au dernier degré de la folie.

Donc c'est au trouble des sensations que l'intelligence et la volonté doivent les désordres qui arrivent dans leurs manifestations : c'est par la sensation qu'ils commencent.

Est-ce toujours la sensibilité qui est affectée la première ? C'est notre opinion. En effet, le poëte qui dans ses écrits paraît tout à fait détaché de la vie matérielle, n'écrit de beaux vers que parce que ses sens ont été vivement impressionnés par le sujet qu'il traite. Qu'il raconte, comme Milton, les grandeurs célestes, il ne peut s'en former une idée que par les grandeurs qu'il contempla sur la terre. Il faut donc, comme nous venons de le dire, que ses *sens* aient été fortement et vivement impressionnés, pour que son intelligence prête à son imagination toutes les richesses de la pensée et du style.

Il faudrait un volume entier, un traité complet

de Psychologie pour étudier l'âme dans ses modifications, pour apprécier les influences diverses qui peuvent agir sur ses facultés. Tel n'est point le but de notre travail. Nous laissons cette étude à la Philosophie. Nous n'avons ici qu'à indiquer les causes des maladies de l'âme.

A leur tête vient se placer l'*amour*, la plus terrible des passions. Voyez la jeune fille brûlée par un amour insensé : elle languit, s'étiole, pâlit. L'appétit disparaît, les mouvements deviennent lents : elle est morne, taciturne, se cache souvent la tête dans les mains, recherche la solitude, verse des larmes secrètes, repaît son imagination des rêves les plus brillants. Si le temps, qui ronge tout, ne met pas vite un terme à cet état de l'âme, l'imagination conduit peu à peu la victime dans le sentier de la mélancolie, qui prend alors son caractère particulier, c'est l'érotomanie, la nymphomanie. C'est là chez les jeunes personnes une des causes les plus fréquentes de la mélancolie.

A côté de l'amour, plaçons les désirs non satisfaits, les *espérances déçues*. Combien d'hommes éminents sont tombés dans la langueur, dans le désespoir, dans la lypémanie pour avoir été méconnus ! Combien n'ont pas eu assez de force de caractère pour contempler avec la sérénité du sage les orages grondant sur leur tête! Combien n'ont pu résister à la perte d'une position honorable! Racine était sensible aux sourires du grand roi, la froideur du monarque hâta la mort du poëte. Fourcroy, se croyant disgracié de l'Empereur parce qu'il ne fut pas nommé grand-maître de l'Université, fut frappé d'apoplexie à cinquante-quatre ans. Que d'exemples semblables nous pourrions citer! « La « douleur du génie qui a la conscience intime de « la gloire qu'il mérite et le désespoir de l'obscu- « rité sous laquelle il s'éteint est peut-être la plus « cruelle qu'il ait été donné à l'homme de sup- « porter. » (Réveillé-Parise) (1). Malheur donc, malheur à l'homme de science ou d'étude, malheur à l'artiste travaillant pour une époque qui, adonnée tout entière aux spéculations de l'industrie, ne sait pas les apprécier! Malheur à l'homme de génie qui reste méconnu dans un temps où toutes les préoccupations sont à la hausse ou à la baisse des fonds publics! Malheur au peintre, malheur à l'écrivain qui veulent tenter la mer orageuse de la publicité : ils peuvent être jetés par la vague sur des côtes inconnues et s'écrieront alors avec Ovide exilé sur les bords du Pont-Euxin :

(1) *Physiologie et hygiène des hommes livrés aux travaux de l'esprit*, 4e édition. Paris, 1843, t. I, p. 393.

Barbarus his ego sum, quia non intelligor illis (1).

L'*ambition* qui, bien comprise, peut faire les hommes remarquables, sinon les grands hommes, est encore une des passions qui peuplent nos maisons d'aliénés. La folie des victimes de l'ambition n'est pas toujours la lypémanie, c'est quelquefois une folie opposée, c'est le délire des grandeurs. Ces maniaques se croient Michel-Ange, Canova, Gluck, César ou Napoléon Ier. Leur démarche, leur conversation, leurs relations avec ceux qui les entourent sont empreintes de ces idées de grandeur, de puissance. Nous ne pouvons que les signaler, car nous sortirions des bornes de nos études qui sont exclusivement relatives à la lypémanie, aux idées tristes et dépressives.

On voit rarement la *haine* et la *colère* troubler le cours des idées raisonnables et amener l'aliénation mentale : mais la *peur* peut très-fréquemment conduire à ce fâcheux résultat. Ses effets sont presque aussi terribles que ceux de l'amour, et tous les ouvrages fourmillent de faits de folie mélancolique résultant de récits d'histoires de revenants, d'apparitions de fantômes. Nous en rapporterons plus loin un fait chez une jeune nourrice. La crainte de la damnation éternelle a engendré

(1) Ils m'appellent barbare parce qu'ils ne me comprennent point.

pour les imaginations faibles bien des cas de démonomanie.

Qu'un jeune soldat, arraché par le sort à sa famille, à son clocher qu'il n'a jamais quitté, se trouve transporté dans des pays lointains, si son esprit n'est pas fortement surexcité par des occupations variées, par la vie active du camp ou de la guerre, il se laisse aller à la tristesse, au désespoir, il pleure ses vieux parents, ses compagnons d'enfance, la jeune fille à qui il a promis son amour : et si l'on n'y prend garde, s'il ne lui est pas permis de respirer pendant quelque temps l'air natal, il peut tomber dans la mélancolie. Aussi cherche-t-on autant que possible à envoyer dans les mêmes régiments les jeunes conscrits des mêmes départements. On voit assez fréquemment dans les hôpitaux militaires des victimes de la *nostalgie* payer de leur vie leur amour pour le sol qui les a vus naître.

Le prisonnier, enfermé dans sa cellule presque toujours seul avec lui-même, n'entendant que les pas de son geôlier, ne conversant qu'avec son aumônier, est sur le chemin qui mène à la mélancolie. Les statistiques des prisons, les travaux du docteur de Pietra-Santa (1) le prouvent surabon-

(1) *Etudes sur l'emprisonnement et la folie pénitentiaire*, 2e édition, Paris, 1858.

damment, malgré les opinions contraires émises par un homme de science et de talent. Le premier et terrible effet du système cellulaire est d'inspirer parfois au prisonnier des idées de suicide, idées engendrées à la fois par le remords, par la crainte de la justice, par l'abattement moral dans lequel il est tombé (1).

A la suite de ces causes appartenant à la sensibilité (lésion des sensations), viennent se placer les profonds *chagrins*, qui peuvent émousser toutes nos sensations, engourdir nos facultés, nous jeter dans une prostration dont nous avons peine à sortir. Tout l'organisme languit, les fonctions ne s'exécutent plus ou s'exécutent mal. Les digestions surtout sont troublées, l'appétit se perd, les forces diminuent, le sang devient moins riche ; le système nerveux prend plus de force, l'organisation est ébranlée et peu à peu apparaît la lypémanie.

(1) Ainsi, en 1860, trois suicides ont eu lieu dans la maison d'arrêt de Château-Thierry : le premier était un jeune homme de 20 ans, prévenu d'attentats à la pudeur sur une enfant de 9 à 10 ans. Incarcéré le 9 janvier, il s'est pendu avec sa cravate le 11 janvier, deux jours après son arrestation. Il n'avait jamais été poursuivi auparavant. — Le deuxième était un vieillard de 75 ans, arrêté pour le même motif ; il s'est également pendu, six semaines après son entrée à la prison. C'était aussi la première fois qu'il était poursuivi. — Le troisième, âgé de 41 ans, accusé de faux en écriture privée, s'est ouvert plusieurs veines avec des morceaux de verre, deux jours après son arrestation, il a survécu douze heures. Il n'avait jamais été poursuivi.

Nous laisserons les philosophes théoriciens argumenter sur le nombre des passions, sur leur classification, sur leur division en simples et primitives, en chaudes ou froides, en actives ou passives. Ces vaines distinctions nous importent peu : ce que nous voulions démontrer ici, c'est leur action sur la sensation, manifestation de la première faculté de l'âme, de celle enfin qui sert de liaison entre le monde extérieur et le principe pensant.

B. PHYSIQUES. — Les causes déterminantes physiques sont symptomatiques ou sympathiques.

Elles sont *symptomatiques* toutes les fois qu'elles dépendent de lésions cérébrales.

Le 19 décembre 1852, j'ai été appelé à donner des soins à M. B... ancien cultivateur, âgé de 52 ans. D'un tempérament sanguin très-prononcé, il jouissait habituellement d'une bonne santé. En 1832, à la suite de la suette, il contracta une gastralgie qu'il garda pendant dix ans. Je me trouvais chez lui le 19 décembre, quand il fut atteint d'une hémorrhagie cérébrale assez forte. Tout le côté gauche était paralysé. Le traitement consista en émissions sanguines, en révulsifs, en dérivatifs. La guérison ne fut jamais complète, la jambe et le bras gauche ne reprirent jamais leur force habituelle. D'un caractère généralement gai et aimable avant sa maladie, M. B... devint triste, sombre et mélancolique. Redoutant beaucoup la mort, très-pusillanime avant cette hémorrhagie, il trouvait la vie pénible, insupportable, pleurait souvent à la moindre impression un peu vive. Cet état de lypémanie dura plus de trois ans ; une dernière attaque arriva le 16 août 1855, qui se termina par la mort.

Quiconque avait eu des rapports avec M. B... avant cette première attaque d'hémiplégie n'aurait pu le reconnaître aux grands changements survenus dans son caractère. Il y avait chez lui une lypémanie bien prononcée, ennui, dégoût de la vie, désir de voir finir une existence pénible pour lui.

A la séance du 17 septembre 1860, à l'Académie des sciences, M. Baillarger indiqua dans une intéressante communication que le délire hypochondriaque était souvent l'avant-coureur de la paralysie générale et se manifeste quelques mois, parfois même une ou deux années avant l'apparition définitive de la paralysie (1).

On a voulu rechercher si la forme de la tête avait de l'influence sur la production de la mélancolie. On n'est arrivé à aucun résultat satisfaisant pour les partisans de la doctrine de Gall et de Spurzheim.

Les causes *sympathiques* sont internes ou externes.

(1) La forme hypochondriaque est celle qu'affecte cette espèce de délire : toutefois les autres formes peuvent se rencontrer.

Les causes internes dépendent des lésions qui affectent les organes contenus dans les deux grandes cavités, thoracique et abdominale.

Les causes externes ont leur origine dans les maladies de peau, les troubles ou les suppressions de sécrétion, etc.

Cavité thoracique. — Pour considérer les maladies des organes *pulmonaires* comme cause de la lypémanie, il faudrait que ces maladies coïncidassent souvent avec ce désordre de l'intelligence. Or, c'est ce qu'on n'observe presque jamais. Les maladies de poitrine, phthisie, asthmes, catarrhes, pleurésies, etc., sont très-fréquentes et par une heureuse compensation, ceux qui en sont affectés vivent souvent dans la plus parfaite tranquillité : ils se bercent des illusions les plus trompeuses sur leur position, aiment à parler de l'avenir, des projets qu'ils mettront à exécution quand ils seront guéris et ils meurent souvent au milieu de leurs plus beaux rêves.

Les maladies du *cœur*, lésions organiques ou névroses, peuvent sous le rapport étiologique, être rangées dans la même catégorie. Si dans les cas particuliers on en trouve quelques-uns dans lesquels la lypémanie a été précédée d'une de ces lésions, nous n'y voyons qu'une simple coïncidence, à moins que la disposition de tempérament, d'hérédité, le genre de vie n'y soient pour quelque chose. Alors, comme on le voit, la cause déterminante ne serait pas l'affection thoracique ou cardiaque.

Cavité abdominale. — Il n'en est pas de même pour les organes placés dans l'abdomen. C'est là une des sources les plus abondantes des cas de lypémanie. Pour plus de clarté, nous examinerons successivement chaque organe placé dans cette cavité.

Estomac. — On s'est demandé si le genre d'alimentation pouvait amener la mélancolie. Pour nous, nous n'admettons cette cause qu'avec beaucoup de réserve. A l'époque des théories humorales, cette question avait été résolue affirmativement. On comprend parfaitement qu'à l'époque où l'on admettait une humeur noire (μέλαινα χολή) comme cause première de la maladie qui nous occupe et en s'arrêtant à l'étymologie du mot, on pouvait bien croire que la nature des aliments ou des boissons jouait un rôle important. Aujourd'hui cette explication n'a plus cours dans la science. Toutefois nous reconnaissons que certains aliments trop excitants, pris en excès puissent avec le temps agir sur l'estomac, le fatiguer, l'irriter, amener des dyspepsies, des gastralgies, des névroses enfin, longues et difficiles à guérir. Ces langueurs d'estomac réagissent sur le cerveau dont les conceptions ne sont plus aussi nettes, aussi vives, et ainsi que l'a dit un médecin philosophe, *on pense comme on digère*. Mais alors et dans ces cas seulement, nous admettons que l'alimentation est une cause éloignée et indirecte de la maladie mélancolique. Rangeons dans cette classe les aliments de digestion difficile, les farineux, certains fruits et cela surtout chez les *gens oisifs*, chez les hommes de cabinet qui digèrent sur leurs chaises, dans leurs fauteuils, au coin de leurs foyers. *Rara malè coquentibus lœtitia.* (Lorry.) Le précipice que Pascal croyait toujours voir à ses pieds était le résultat d'une émotion profonde qu'il avait ressentie dans une promenade en voiture, où il faillit être noyé dans la Seine. Or Pascal, comme on le sait, avait une santé déplorable « une douleur de tête insupportable, une chaleur d'entrailles excessive et beaucoup d'autres maux (1). » Pascal était dyspeptique.

On a voulu faire le procès au thé, au café, aux alcooliques. Il est des tempéraments qui s'en accommodent plus facilement que d'autres. Ainsi Charles Pougens, qui en prenait dix tasses par jour, Frédéric II, qui en prenait quatre à cinq tasses tous les matins et une cafetière le soir, le docteur Claude Bourdelin, qui se gorgeait de café noir, n'éprouvèrent aucun dérangement de l'abus de cette boisson. Ce n'est pas à l'usage du thé que

(1) *Vie de Pascal*, par Me Périer.— Lélut, *L'Amulette de Pascal, our servir à l'histoire des hallucinations*, Paris, 1846.

beaucoup d'Anglais doivent le spleen qui les afflige si fréquemment, car ceux qui en souffrent le plus sont souvent ceux qui en boivent le moins. Je tiens d'un Anglais que, pour lui et pour beaucoup de ses amis, le thé avait un avantage, celui de leur procurer des lueurs de gaîté. Toutefois Zimmermam ne semble pas partager cet avis.

Quant aux alcooliques, c'est sur le cerveau qu'ils agissent et c'est plutôt le *delirium tremens* qui est le fatal apanage des buveurs d'eau-de-vie ou d'absinthe.

Lorry dit avoir vu la mélancolie nerveuse au plus haut degré produite par un seul purgatif chez un homme de lettres qui, s'étant plaint de langueurs d'estomac à un apothicaire, en reçut une poudre purgative qu'il devait prendre en se couchant et qui produisit des douleurs atroces dans l'estomac et ensuite dans les intestins. Il résulta, dit-il, des vomissements, de la tension dans les hypochondres, perte de mémoire et *imbécillité*. Nous reproduisons ce fait sous la garantie du nom de Lorry (1) ; toutefois nous croyons devoir faire observer que dans ce cas la profession du sujet prédisposait beaucoup à la mélancolie.

Foie, Rate. — S'il y a une relation intime entre le foie et l'estomac, il ne faut pas en conclure pour cela que les maladies du foie occasionnent la mé-

1) Lorry, *De melancholiâ*, t. I, p. 122.

lancolie. Cette explication était bien commode pour les anciens, qui croyaient que l'humeur mélancolique s'engendrait dans la rate, qu'ils avaient appelée *riche fabrique de maux*, *officina dives malorum.* Nous n'entreprendrons pas de discuter ici les opinions de Lorry sur la rate, sur ses prétendues fonctions et sur les maladies qu'elle engendre, à la tête desquelles il place la mélancolie.

Saint Ignace de Loyola eut plusieurs accès de mélancolie. Read Colombo fit son autopsie (1556). Le fondateur de l'ordre des jésuites avait des calculs biliaires qui avaient pénétré jusque dans la veine porte.

Organes génito-urinaires. — Parmi les causes qui engendrent la mélancolie, nous placerons avec juste raison les maladies des organes situés dans le petit bassin.

Les rapports qui existent entre la lypémanie et les maladies des organes génito-urinaires sont très-intimes. Peu connues des anciens, ces connexions ont été plus spécialement étudiées par les médecins des derniers siècles et surtout par ceux de notre époque. Pour peu qu'un malade soit enclin à la tristesse, la moindre lésion des organes génito-urinaires aggrave considérablement cette propension d'esprit. Ainsi les blennorrhées, les flux muqueux, la spermatorrhée exercent une terrible influence sur le développement de la lypémanie. L'ouvrage de Lallemand (1) fourmille de faits à l'appui de cette opinion, et depuis, M. Lisle a étudié cette question aussi complétement que possible (2); M. Ph. Ricord, dont l'expérience est immense, l'a fréquemment constaté.

D'après M. le docteur Civiale, presque tous les malades atteints d'engorgement de la prostate, de fongosités, de névralgies vésicales, sont enclins à la tristesse (3). L'état d'irritabilité continuelle dans lequel se trouvent les personnes affectées de cette infirmité, contribue à empoisonner leur vie et à les rendre mélancoliques.

Zimmermann (4) nous apprend que Haller lui-même tomba dans la lypémanie religieuse sur la fin de sa vie; qu'il ne pouvait secouer ces tristes idées que par le travail et l'opium dont il prenait quarante centigrammes par jour. Dans ses écarts d'imagination, il croyait voir des abîmes d'où sortaient des fantômes qui combattaient ses idées religieuses. Or, Haller avait une maladie de vessie qui l'empêchait de sortir de chez lui, le condamnait à la solitude, ce qui augmentait encore sa propension à la lypémanie.

(1) *Des pertes séminales involontaires.* Paris, 1836-1842.

(2) *Du suicide, statistique, médecine, histoire et législation.* Paris, 1856, p. 250 à 283.

(3) *Traité pratique des maladies des organes génito-urinaires.*

(4) *De la solitude.*

Champfort, qui écrivait qu'un homme à quarante ans devait être misanthrope, était souvent pris d'accès de mélancolie et tenta de se donner la mort (1). Il était atteint d'une maladie de vessie qui, jointe aux blessures qu'il s'était faites dans sa tentative de suicide, hâta sa fin.

J. J. Rousseau ne devait probablement sa mélancolie qu'à une hypertrophie congénitale de la prostate, diagnostic porté par le frère Côme. Cette infirmité lui imposait de rudes exigences et un costume approprié à son état maladif. Or, tout le monde sait les excentricités de Rousseau, les bizarreries de son caractère, sa haine contre les médecins, qui ne pouvaient le guérir, et la funeste détermination qu'il prit d'en finir avec la vie.

Lewis, en Angleterre, avait signalé, dans un ouvrage publié en 1748, la fréquence de la mélancolie chez les masturbateurs, chez les individus affaiblis par des pertes séminales. Tissot et Deslandes (2) ont fait les mêmes remarques. Épuisés par une vieillesse anticipée, ineptes à accomplir les devoirs conjugaux, ils renoncent, par impuis-

(1) Arrêté en 1793 et remis en liberté, il apprit qu'on allait le saisir de nouveau comme suspect. Cette fois la prison des Madelonnettes et l'échafaud lui firent peur, il essaya de se brûler la cervelle, mais se blessa horriblement. Armé d'un rasoir, il tenta de se couper la gorge, se perça le sein, s'ouvrit la veine et ne mourut pas.

(2) *De l'onanisme et des autres abus vénériens*. Paris, 1835.

sance, au bonheur du mariage. La vie pour eux n'a plus de charme : ils fuient le monde, recherchent la solitude où ils sont assaillis par leurs tristes pensées, et, s'ils ne se corrigent, ils ne tardent pas à tomber dans l'hypochondrie ou quelquefois dans la mélancolie suicide. Si le courage leur fait défaut, s'ils n'osent eux-mêmes s'arracher la vie, ils s'exposeront à la mort, chercheront des duels, braveront les orages, les tempêtes, les combats, etc. (Lallemand.)

Cette pratique vicieuse a des effets plus désastreux encore que l'excès des rapports sexuels, car, comme le dit Jean-Jacques, on arrachera plutôt le jeune homme aux femmes qu'on ne l'arrachera à lui-même et l'excès est plus facile d'un côté que de l'autre.

Deux opinions sont en présence pour discuter la cause première de la mélancolie à la suite des pertes séminales. Les uns l'attribuent à l'ébranlement produit sur le cerveau ; d'autres, avec Lallemand, reconnaissent que c'est à la perte de la liqueur fécondante qu'il faut attribuer la plus grande part dans cette cause morbide ; car, dit-il, les accidents sont moins fréquents chez la femme, qui est tout à fait passive dans le rôle de la fécondation. Nous nous rangeons à cet avis.

L'auteur du *De naturâ rerum*, Lucrèce, ce poëte indépendant, né quand la liberté romaine expirait sous les coups de soldats ambitieux, étranger aux grands mouvements politiques de son temps, vivant dans la retraite, voué au culte des muses, s'est donné la mort à l'âge de quarante-quatre ans, sous le coup d'idées mélancoliques. On a expliqué cette fatale détermination par l'impuissance prématurée à laquelle il se vit condamné, après avoir essayé sans succès d'un breuvage aphrodisiaque que lui avait donné sa femme ou sa maîtresse.

Tout le monde sait combien les eunuques sont irrésolus, craintifs. Ces sentiments sont surtout prononcés chez ceux qui, par suite d'accidents ou de maladie, se trouvent, jeunes encore, privés des organes sécréteurs de la liqueur fécondante. M. H. Larrey, a présenté, le 23 janvier 1856, à la Société de chirurgie, un gendarme de la garde impériale, dont les organes génitaux avaient été mutilés par un éclat d'obus, dans la guerre de Crimée. La totalité de la verge avait été emportée à sa racine ainsi que le testicule gauche, dont le cordon s'était rétracté dans l'aine. L'autre testicule était resté et avait conservé un volume notable au lieu de s'atrophier. « Mais, dit M. Larrey, cet homme, précédemment plein de courage et d'énergie, est devenu depuis sa blessure craintif et timide. Son caractère était décidé, il est irrésolu ; il avait l'esprit calme, il est agité, il éprouve de fréquentes insomnies et alors de la tristesse de la douleur, ou bien il montre une excitabilité nerveuse et une loquacité incessante..... »

Nous avons dit que les excès vénériens pouvaient amener la mélancolie : est-il bien démontré que la continence absolue ou presque absolue puisse amener les mêmes effets? Nous ne le pensons pas. D'ailleurs les faits de continence ne sont pas aussi rares que seraient tentés de le croire quelques critiques malveillants : il y a ce qu'on appelle des grâces d'état, et il est évident pour tout le monde que moins on exerce un organe, moins il a besoin d'exercice ; il tombe dans une sorte de langueur, d'apathie, d'atrophie. On a raconté bien des fois la fameuse histoire du curé de Blaye, citée par Buffon : mais en acceptant comme vrai ce fait qui nous paraît un peu suspect, nous ferons remarquer que le sujet de l'observation avait un tempérament athlétique, une constitution robuste. D'ailleurs il y eut chez lui délire, méningite : il n'y eut pas de lypémanie.

Cependant Burdach (1) raconte qu'un jeune ecclésiastique, fidèle à ses vœux de chasteté, surexcité par des lectures ascétiques, devint mélancolique, conçut un souverain mépris pour les hommes et pour lui-même et tomba dans la fureur. Ayant suspendu l'effet d'une pollution noc-

(1) *Traité de physiologie*, trad. par Jourdan.

turne, il crut voir des femmes environnées d'auréoles lumineuses. Bientôt il s'imagina être possédé du diable, puis être Achille, Alexandre, Henri IV. Il ne recouvra la santé qu'après l'accomplissement de la fonction génératrice.

Dans les cas où la mélancolie coïnciderait avec l'abstinence, il faudrait bien s'assurer s'il n'y a pas des passions contrariées, un amour impossible, etc., ce qui rentrerait dans les causes morales.

Sécrétions. — Si l'excès de sécrétion de certaines glandes, de certains réservoirs, peut amener la mélancolie, on admettra bien aussi que la suppression *brusque* de ces sécrétions, à la suite d'impressions morales vives, puisse amener quelques dérangements fonctionnels.

Une des sécrétions qui, brusquement supprimées, produisent le plus fréquemment la lypémanie est sans contredit celle du lait (1). Tout en faisant bon marché de l'opinion vulgaire qui attribue à la lactation presque tous les dérangements qu'éprouvent les femmes, nous sommes cependant forcés de reconnaître que cette sécrétion réclame toute l'attention du médecin.

Au mois de février 1857, j'ai été appelé chez une jeune femme de vingt-six ans, nourrice de-

(1) Comparez Marcé, *Traité de la folie des femmes enceintes, des nouvelles accouchées et des nourrices*. Paris, 1858, p. 331 et suiv.

puis treize mois. A la suite d'une peur qu'on lui fit la nuit, la sécrétion lactée s'était presque tarie. Cette jeune femme devint lypémaniaque. Elle jouissait habituellement d'une bonne santé : il n'y avait dans sa famille aucun individu affecté d'aliénation mentale. Elle croyait toujours entendre du bruit à ses oreilles, regardait çà et là, était agitée, inquiète, en un mot mélancolique. A la suite d'un traitement approprié, de pilules d'extrait thébaïque à fortes doses ($0^{gr},15$ à $0^{gr},20$ par jour), les idées devinrent plus raisonnables, le lait fut sécrété comme auparavant, et après une semaine de traitement la guérison fut complète. Depuis cette époque, cette jeune femme n'a donné aucun signe de dérangement intellectuel.

Les affections chroniques de l'*utérus* peuvent aussi être, avec des causes prédisposantes, une cause de lypémanie. Hippocrate avait déjà signalé cet organe comme la source de mille maux. Cette remarque n'a pas échappé aux gens du monde eux-mêmes, et tous les jours on entend dire qu'il faut marier la jeune fille qu'on voit triste, languissante, amie de la solitude mélancolique. Dans les cas où un tempérament ardent domine le caractère de la jeune fille passionnée, c'est la nymphomanie surtout qui est à redouter. Mais ce ne sont là que différents degrés d'un même état. Le développement de l'utérus, l'établissement de la menstruation, son irrégularité ou sa difficulté amènent un grand trouble dans les fonctions cérébrales. Nous avons connu une jeune mère qui avait toujours joui d'une excellente santé, quand éclata la révolution de février qui la surprit au premier jour de l'écoulement cataménial. L'impression morale fut telle qu'il y eut suppression menstruelle, trouble des facultés intellectuelles, lypémanie. Cette maladie dura cinq mois et ne guérit que *lorsque reparurent* les menstrues. La cause morale a agi également dans le développement de cette lypémanie.

Des exemples analogues sont fréquents dans la science.

Lorry rapporte qu'une fille qui avait un dérangement intellectuel avant la menstruation, jouit d'une excellente santé tant que dura ce flux. On craignait le retour de la maladie à la ménopause. Lorry ne dit pas ce qui advint (1).

M. Michel Lévy a vu avec le baron Larrey une jeune fille atteinte de mélancolie et qui, dans ses accès, restait six à huit jours dans une abstinence d'aliments presque complète (2).

Tout le monde sait que la *grossesse* peut être une cause de lypémanie. L'état puerpéral amène quelquefois une foule d'idées bizarres, de désirs

(1) *De Melancholiâ*, t. I, p. 169.

(2) *Traité d'hygiène publique et privée*. 3e édit. Paris, 1857.

déraisonnables et peut dans certains cas provoquer la mélancolie. Lorry dit avoir connu une femme qui, dans chaque grossesse, était complétement folle. Après la délivrance, l'intelligence revenait. *Novi mulierem quœ quotiès gravida est merè insanit. Statim à partu, mens sana in corpore sano habitat* (1).

Les anciens, Arétée, Galien, Aétius, puis Stahl et son école croyaient que la suppression d'*hémorrhoïdes* habituelles pouvait amener la mélancolie ; car alors, disaient-ils, le sang qui est retenu, rend le corps plus lourd : il y a stase, congestion cérébrale puis mélancolie. Ces idées nous paraissent plus théoriques que pratiques. Toutefois nous croyons pouvoir expliquer le fait par la suppression d'une habitude morbide.

Aétius, le premier, remarqua que la diminution de la *transpiration* cutanée pouvait porter à la mélancolie. Sanctorius, dans sa *Médecine statique*, signale par des observations l'effet *dépressif* ou l'effet contraire produit sur le moral par l'abaissement ou l'augmentation et la perspiration cutanée. Van Swiéten et Révillon (2) furent les échos de l'opinion émise par Aétius et Sanctorius.

(1) Lorry, *De Melancholiá.*

(2) *Recherches sur la cause des affections hypocondriaques appelées communément vapeurs.* Paris, 1779.

Disons enfin, pour terminer, que la répercussion de certaines *maladies de peau*, dartres humides ou sèches, eczéma, etc., peut se manifester par des troubles des facultés intellectuelles.

Après avoir parcouru sommairement toutes les causes de la mélancolie, nous croyons, pour la facilité du traitement, que le diagnostic doit toujours être établi d'une manière précise et complète. On n'y arrivera, selon nous, qu'à la condition de faire suivre le mot caractéristique *mélancolie* de la cause qui l'a produite. Ainsi, qu'une jeune fille, à la suite de troubles menstruels, tombe dans la lypémanie : nous dirons qu'elle a une lypémanie *menstruelle*. Si cette lypémanie est caractérisée par la crainte de la damnation, nous dirons qu'elle a une démonomanie *menstruelle*. J. J. Rousseau avait une hypocondrie *vésicale*, ou *prostatique* ; Haller une démonomanie *vésicale*, etc.

Les neuf genres de mélancolie admis par nous au commencement de ce mémoire se subdiviseront donc en espèces selon les causes qui ont amené le désordre intellectuel. Nous proposons donc d'admettre les espèces suivantes :

Héréditaire,	Vésicale,
Constitutionnelle,	Prostatique,
Professionnelle,	Calculeuse,
Morale,	Génitale,
Cérébrale,	Utérine,
Gastrique,	Menstruelle,

Gastro-intestinale,
Hépatique,
Splénique,
Laiteuse,
Hémorrhoïdale,
Dermatique, etc., etc.

Toutefois il faut bien se garder de croire que la lypémanie soit presque toujours le résultat d'une seule des causes que nous avons énumérées dans ce mémoire. Le plus souvent c'est le contraire qui a lieu, c'est-à-dire que le trouble intellectuel résulte de la combinaison de plusieurs causes. Il faudra par conséquent s'appliquer à rechercher à la fois les causes morales et les causes physiques. Cette étude est donc complexe et nécessite toute l'attention du médecin.

FIN.

TABLE DES MATIÈRES.

Corbeil, typ. et stér. de Crété.

www.ingramcontent.com/pod-product-compliance
Ingram Content Group UK Ltd.
Pitfield, Milton Keynes, MK11 3LW, UK
UKHW021023180726
13838UKWH00004B/1612